Acerca de NCCN Guidelines for Patients®

NCCN National Comprehensive Cancer Network®

¿Sabía que los principales centros oncológicos de los Estados Unidos colaboran para mejorar la atención oncológica? Esta alianza de los principales centros oncológicos se denomina National Comprehensive Cancer Network® (NCCN®).

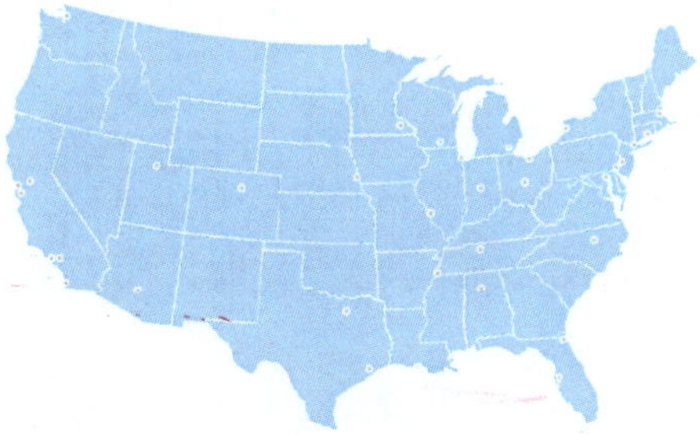

La atención oncológica está en cambio constante. NCCN elabora recomendaciones para la atención oncológica basadas en pruebas que utilizan los profesionales de atención médica de todo el mundo. Estas recomendaciones que se actualizan con frecuencia se denominan NCCN Clinical Practice Guidelines in Oncology (NCCN Guidelines®). NCCN Guidelines for Patients explican de manera sencilla estas recomendaciones de los expertos para las personas con cáncer y sus cuidadores.

Esta NCCN Guidelines for Patients se basa en NCCN Clinical Practice Guidelines in Oncology (NCCN Guidelines®) para el mesotelioma pleural, versión 2.2025 – 14 de enero de 2025.

Conozca cómo se preparan las NCCN Guidelines for Patients
NCCN.org/patient-guidelines-process

Ver NCCN Guidelines for Patients gratis en internet
NCCN.org/patientguidelines

Buscar un centro oncológico de NCCN cerca de usted
NCCN.org/cancercenters

Comuníquese con nosotros

Quiénes nos apoyan

NCCN Guidelines for Patients cuenta con el apoyo financiero de NCCN Foundation®

NCCN adapta, actualiza y aloja de forma independiente la guía de NCCN Guidelines for Patients. Nuestras empresas colaboradoras no participan en la elaboración de esta NCCN Guidelines for Patients y no se responsabilizan del contenido ni las recomendaciones que se incluyen en la presente guía.

Para hacer una donación u obtener más información, visite la página web o envíe un correo electrónico.

NCCNFoundation.org/Donate

PatientGuidelines@NCCN.org

Contenido

NCCN Foundation tiene como objetivo apoyar a los millones de pacientes y familias afectados por un diagnóstico de cáncer mediante la financiación y distribución de NCCN Guidelines for Patients. NCCN Foundation también se compromete a avanzar en los tratamientos contra el cáncer subsidiando a los médicos prometedores del país en el centro de innovación en cuanto a investigación del cáncer. Para obtener más detalles y acceder a la biblioteca completa de recursos para pacientes y cuidadores, visite NCCN.org/patients.

National Comprehensive Cancer Network (NCCN) y NCCN Foundation
3025 Chemical Road, Suite 100, Plymouth Meeting, PA 19462, EE. UU.

1

Acerca del mesotelioma pleural

Descubrir que se padece mesotelioma puede ser angustiante y abrumador. El mesotelioma es un cáncer difícil de tratar. En este libro, se describen las mejores opciones de tratamiento para que pueda tomar decisiones bien informadas.

¿Qué es el mesotelioma pleural?

El mesotelioma pleural es un cáncer que se desarrolla en las finas capas de tejido que rodean los pulmones.

Sin embargo, el término “mesotelioma pleural” requiere una explicación más detallada. Analicemos el término para comprender exactamente lo que significa:

Pleural: esta palabra se refiere a la pleura. La pleura es un tejido que rodea cada pulmón. Tiene dos capas delgadas formadas por mesotelio y tejido conector. Entre las capas pleurales, hay un líquido que les permite deslizarse fácilmente una sobre otra. Esta capacidad de deslizamiento permite que los pulmones se muevan con suavidad durante la respiración.

Mesotelioma: un mesotelioma es un cáncer de las células del mesotelio. El mesotelio pleural es una membrana delgada pero resistente que rodea los pulmones. Las células cancerosas crecen sin control y pueden convertirse en un tumor. Pueden propagarse también a otras partes del cuerpo.

El mesotelio pleural no es el único mesotelio del cuerpo. Hay otras áreas de mesotelio, por lo que existen otros tipos de mesotelioma. El mesotelioma pleural es el tipo más habitual.

Desde este punto en adelante, nos referiremos al mesotelioma pleural simplemente como mesotelioma en este libro.

¿Cómo se detecta el mesotelioma?

El mesotelioma suele detectarse después de que una persona presenta ciertos síntomas. Algunos síntomas comunes incluyen dificultad para respirar, dolor en la pared torácica, fiebre, cansancio extremo y disminución de peso inexplicable.

El diagnóstico del mesotelioma puede ser una experiencia larga y preocupante. Debido a que el mesotelioma es poco frecuente, puede confundirse con otras afecciones más comunes.

El mesotelioma también es difícil de distinguir de otros tipos de cáncer. Por eso, su equipo de atención médica le indicará varias pruebas para obtener información sobre el cáncer que le afecta.

Las pruebas necesarias para confirmar el mesotelioma y planificar el tratamiento se describen en el *Capítulo 2: Pruebas para detectar el mesotelioma*.

¿Cómo se trata el mesotelioma?

El tratamiento más habitual para el mesotelioma es la administración de medicamentos recetados, lo que se conoce como tratamiento sistémico. Estos medicamentos tratan el cáncer en todo el cuerpo, incluido el cáncer que se encuentra en lugares difíciles de alcanzar y en muchos lugares. El tratamiento puede continuar, de forma intermitente, durante el resto de su vida.

No existe un único plan de tratamiento que sea el mejor para todo el mundo. Algunas personas no comienzan el tratamiento de inmediato. El tratamiento sistémico es diferente para cada persona. Además, se pueden usar determinados tipos de tratamientos junto con el tratamiento sistémico para mejorar los resultados. Conozca sus opciones de tratamiento en el *Capítulo 3: Tratamiento del mesotelioma.*

Las personas con mesotelioma enfrentan muchos desafíos. A menudo, tienen síntomas angustiantes causados por el cáncer y el tratamiento. Muchas también tienen preocupaciones espirituales, emocionales y sociales. Es importante que informe a su equipo sobre los desafíos a los que se enfrenta y que reciba el tratamiento complementario que necesita. Encontrará más información en el *Capítulo 4: Mejorar la vida con tratamientos complementarios.*

“Creo que lo mejor que puede hacer un paciente con mesotelioma es buscar oncólogos especializados en este campo. Aproveche sus conocimientos, haga preguntas, pregunte más y confíe en su experiencia para dirigir el plan. Participe y manténgase al tanto de los tratamientos y las últimas noticias”.

La pleura

La pleura está formada por dos capas de tejido mesotelial. La capa interna (la pleura visceral) recubre el pulmón. La capa externa (la pleura parietal) recubre el interior de la pared torácica. Entre las dos capas, hay un espacio estrecho, llamado cavidad pleural, que está lleno de líquido.

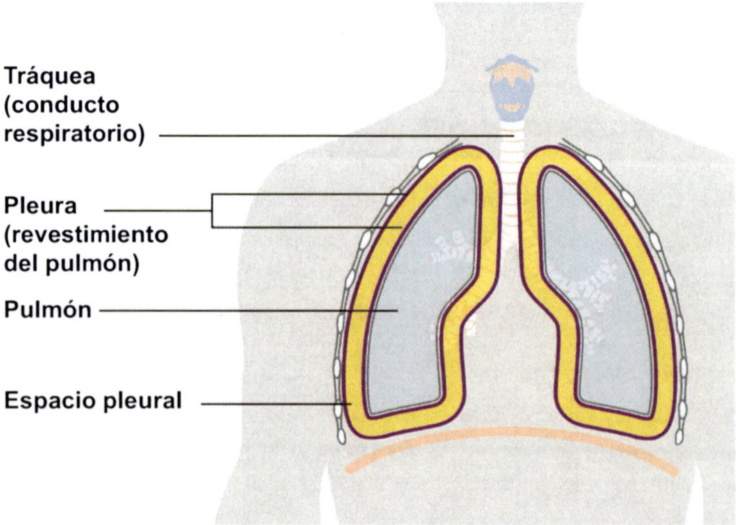

Crédito: Cancer Research UK, CC BY-SA 4.0, vía Wikimedia Commons

¿Qué puede hacer para recibir la mejor atención?

Luche por usted. Usted tiene un papel importante que desempeñar en su cuidado. En realidad, es más probable que obtenga la atención que desea si hace preguntas y toma decisiones compartidas con su equipo de atención médica.

Las NCCN Guidelines for Patients le ayudarán a comprender los cuidados oncológicos. Con una mejor comprensión, estará más preparado para hablar de sus cuidados con su equipo y compartir sus inquietudes. Muchas personas se sienten más satisfechas cuando desempeñan un papel activo en su atención.

Es posible que no sepa qué preguntar a su equipo de atención médica. Eso es frecuente. Cada capítulo de este libro termina con una sección importante titulada *Preguntas para hacer*. Estas sugerencias de preguntas le ayudarán a obtener más información sobre todos los aspectos de su atención.

Dé el siguiente paso y siga leyendo para saber cuál es el mejor cuidado para usted.

Por qué debería leer este libro

Tomar decisiones sobre la atención oncológica puede ser estresante. Es posible que tenga que tomar decisiones difíciles bajo presión sobre opciones complejas.

Las NCCN Guidelines for Patients son fiables tanto para los pacientes como para los proveedores de atención médica. En ellas, se explican con claridad las recomendaciones de atención actuales formuladas por respetados expertos en la materia. Las recomendaciones se basan en las investigaciones más recientes y prácticas de los mejores centros oncológicos.

La atención oncológica no es igual para todas las personas. Si sigue las recomendaciones de los expertos para su situación, tendrá más probabilidades de mejorar su atención y obtener mejores resultados. Utilice este libro como guía para encontrar la información que necesita para tomar decisiones importantes.

2

Pruebas para detectar el mesotelioma

En este capítulo, se explica la variedad de pruebas que se utilizan para confirmar el mesotelioma y planificar el tratamiento. Las pruebas ayudarán a determinar la extensión del cáncer y a identificar correctamente el tipo de cáncer.

Motivos para sospechar de mesotelioma

El amianto es la principal causa de mesotelioma. La mayoría de las personas con mesotelioma han estado expuestas al amianto o han trabajado con él.

Sin embargo, algunas personas con mesotelioma no han tenido ningún contacto con el amianto (que ellas sepan). Esto indica que existen otras causas del mesotelioma.

Su equipo de atención médica sospechará que usted tiene mesotelioma si presenta derrame o engrosamiento pleural.

Derrame pleural

El líquido que se acumula alrededor del pulmón se denomina derrame pleural. Este exceso de líquido ejerce presión sobre los pulmones, lo que dificulta la respiración. Otros síntomas son tos y dolor en el pecho.

El derrame pleural suele ser el primer síntoma de una enfermedad relacionada con el amianto. Sin embargo, no todas las personas que tienen derrame pleural tendrán mesotelioma.

Cómo se relaciona el amianto con el mesotelioma

El amianto es un grupo de minerales naturales. Se encuentra en rocas y suelos en muchas partes del mundo.

Las fibras de amianto son fuertes, flexibles y resistentes al calor y al fuego. Debido a estas características, el amianto se ha utilizado ampliamente en materiales de construcción y comerciales, como aislantes, techos, pastillas de freno y otros.

Sin embargo, el amianto también es perjudicial. Los trabajadores que utilizan, instalan o retiran amianto como parte de su trabajo tienen muchas más probabilidades de desarrollar mesotelioma que otros trabajadores.

El amianto puede romperse en partículas diminutas que pueden quedar suspendidas en el aire. Estas partículas pueden inhalarse o incluso tragarse. En los pulmones, algunas de las fibras viajan hasta el revestimiento de los pulmones, llamado pleura. El amianto irrita el tejido y provoca inflamación y cicatrices.

Muchos científicos creen que el amianto provoca cambios en las células pleurales, lo que causa cáncer.

Estos cambios no se producen rápidamente. El mesotelioma se desarrolla a lo largo de muchos años, incluso décadas.

Engrosamiento pleural

El engrosamiento pleural se produce cuando hay una cicatrización generalizada del tejido pleural. El amianto es una de las causas del engrosamiento pleural. Con el tiempo, la irritación y la inflamación causadas por el amianto en la pleura crean tejido cicatricial.

El aumento del tejido cicatricial provoca un engrosamiento de las capas pleurales, lo que puede restringir el movimiento de los pulmones. Una persona cuyos pulmones no pueden expandirse completamente puede tener una sensación de falta de aire. Otros síntomas son dolor en el pecho y tos.

Confirmación del mesotelioma

Se requieren varios pasos para llegar a un diagnóstico definitivo de mesotelioma. Las pruebas comienzan con un examen de su estado de salud general y una evaluación de sus síntomas.

Antecedentes médicos

Su equipo de atención médica necesita contar con toda su información de salud. Le preguntarán sobre problemas de salud y tratamientos que haya recibido.

El mesotelioma se presenta principalmente en personas que han estado expuestas al amianto. Le preguntarán si ha trabajado con amianto o si ha convivido con alguien que haya trabajado con amianto.

Examen físico

Un miembro del equipo de atención también le realizará un examen físico completo.

TC

El tomógrafo es una máquina grande que tiene un túnel en el centro. Durante el examen, se acostará boca arriba sobre una tabla que se desliza lentamente hacia dentro de un túnel en el equipo. La máquina explorará el tórax con rayos X y producirá imágenes que pueden mostrar indicios de cáncer.

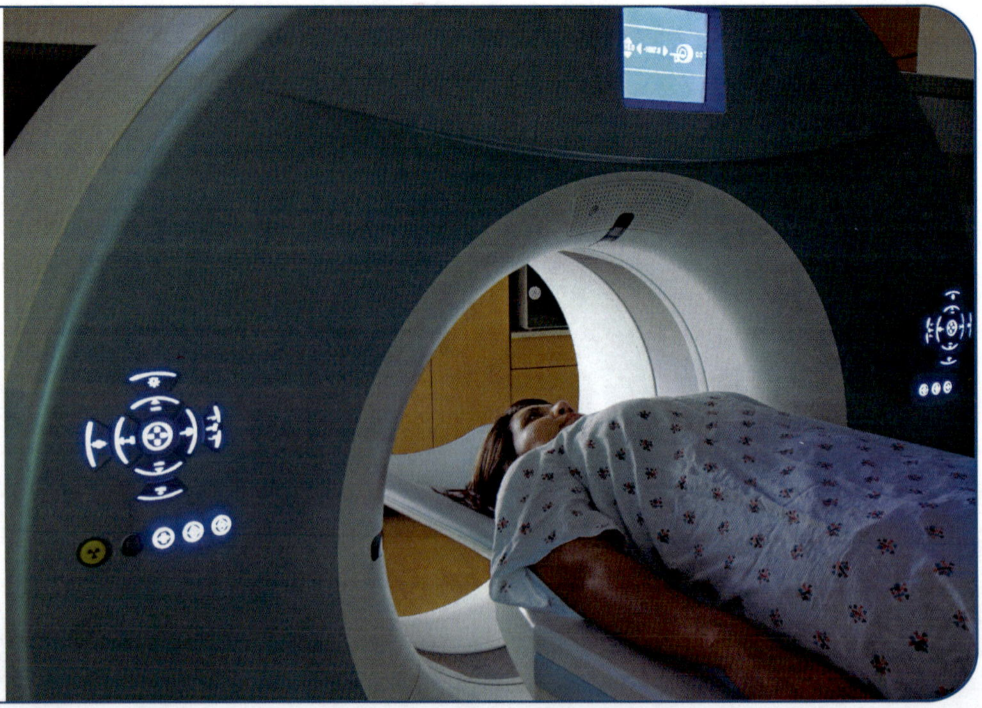

Esto permite a su equipo buscar cualquier signo de cáncer y evaluar su estado de salud general.

Exploración por TC de tórax

Si sus síntomas sugieren mesotelioma, deberá someterse a una tomografía computarizada (TC) del tórax. La exploración por TC crea fotografías (imágenes) del interior del cuerpo. Es un tipo de radiografía más detallada.

Recibirá una inyección de contraste si es seguro para usted. El medio de contraste es una sustancia que hace que las imágenes sean más claras.

Después de realizar el estudio, un radiólogo torácico estudiará las imágenes. Un radiólogo torácico es un experto en la interpretación de imágenes del interior del tórax.

Una tomografía computarizada puede mostrar si tiene derrame pleural o engrosamiento pleural. También puede ayudar a detectar tumores. Su equipo de atención médica podrá ver dónde se han formado los tumores y su tamaño.

Análisis de sangre

Las células del mesotelioma liberan moléculas llamadas péptidos solubles relacionados con la mesotelina al torrente sanguíneo. Aunque no se realiza con frecuencia, es posible que se analice una muestra de sangre para detectar estas moléculas y ayudar con el diagnóstico.

Biopsia del líquido o tejido pleural

Una biopsia es un procedimiento en el que se extraen pequeñas cantidades de fluido o tejido para analizar. Si la exploración por TC muestra un exceso de líquido pleural o una masa, el equipo tomará una muestra del líquido o del tejido.

Biopsia de líquido

La extracción de líquido del espacio pleural se denomina toracocentesis. Después de limpiar y adormecer la piel, se insertará una aguja entre las costillas en el pecho para extraer el líquido.

Biopsia de líquido

La toracocentesis es un procedimiento para extraer una muestra de líquido de la cavidad pleural.

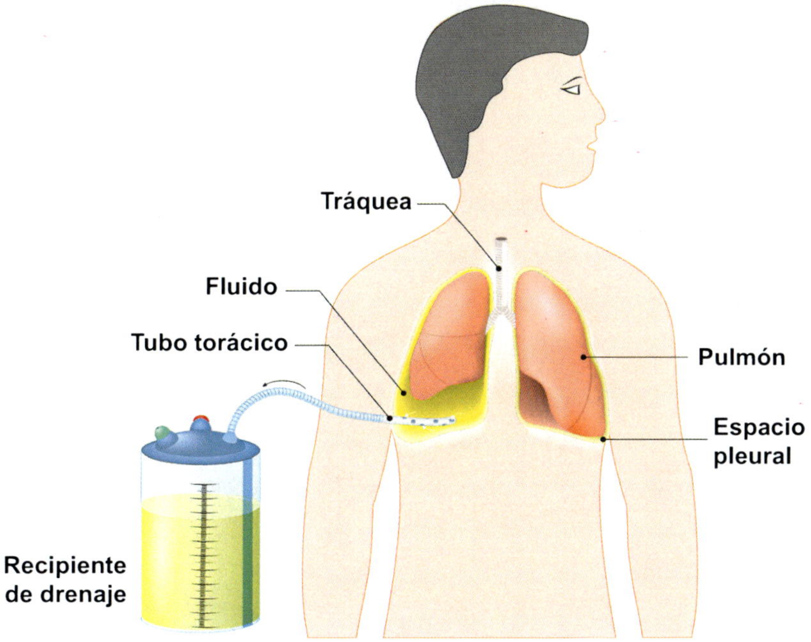

Biopsia de tejido
Una biopsia pleural consiste en la extracción de muestras de tejido pleural. Una biopsia pleural se puede realizar de varias maneras:

- Una **biopsia toracoscópica** consiste en la extracción de tejido mediante instrumentos médicos que se introducen a través de pequeños cortes realizados en el tórax. La biopsia toracoscópica es preferible a otros métodos porque permite obtener suficiente tejido para realizar un diagnóstico preciso.
- Una **biopsia con aguja gruesa guiada por imagen** utiliza una exploración por TC o una ecografía para guiar una aguja a través de la piel hasta el tumor. Con la aguja se extraen muestras de tejido.
- Una **biopsia abierta** implica hacer un corte grande en el pecho a través del cual el cirujano puede ver y extraer tejido.

Pruebas de laboratorio

La muestra de la biopsia se envía a un laboratorio para su análisis por un anatomopatólogo. Un anatomopatólogo es un experto en tejidos y células y en confirmar el diagnóstico de cáncer.

Dado que el mesotelioma es difícil de identificar, se realizarán varias pruebas:

- El anatomopatólogo utilizará un microscopio para examinar las muestras de la biopsia. El tamaño, la forma y la estructura de las células pueden indicar al anatomopatólogo si hay cáncer y su pronóstico.
- El anatomopatólogo utilizará un método de laboratorio denominado inmunohistoquímica para identificar el tipo de cáncer. La inmunohistoquímica detecta proteínas específicas relacionadas con el mesotelioma y su pronóstico.
- Las pruebas citogenéticas y moleculares detectan cambios anormales en los genes de las células. Estas pruebas pueden conducir a un pronóstico más preciso.

Los resultados de las pruebas de laboratorio utilizadas para el diagnóstico se registran en un informe anatomopatológico.

Tipos de mesotelioma

El mesotelioma afecta a más de un tipo de célula pleural. Conocer el tipo celular de su cáncer es importante porque, a veces, las opciones de tratamiento son diferentes según el tipo. Los tipos celulares de mesotelioma son los siguientes:

- **Epitelioide**: el subtipo más común de mesotelioma. Las células epitelioides son uniformes y se disponen en patrones organizados.
- **Sarcomatoide**: el subtipo menos habitual. Las células sarcomatoides tienen forma de bastón y se encuentran en patrones desorganizados.
- Subtipo **bifásico**: presenta una mezcla de células epiteliales y sarcomatoides.

Planificación del tratamiento

Su equipo de atención médica planificará el tratamiento utilizando pruebas de diagnóstico y las pruebas que se indican en esta sección. En la **Guía 1**, encontrará una lista de los estudios habituales para detectar el mesotelioma.

El equipo necesitará saber hasta dónde ha crecido y se ha extendido el mesotelioma en su cuerpo. Esto se llama estadificación del cáncer.

Una vez finalizadas las pruebas, su equipo le explicará los resultados y las recomendaciones para el tratamiento del cáncer.

Guía 1 Estudios habituales para detectar el mesotelioma
• TC de tórax y abdomen con un medio de contraste
• Evaluación del estado funcional
• Revisión de la biopsia por el anatomopatólogo, inmunohistoquímica, análisis citogenéticos y pruebas moleculares
• Toracocentesis y biopsia pleural

Estado funcional

El estado funcional es su capacidad para realizar las actividades cotidianas. Se basa en sus antecedentes médicos y su examen físico. El equipo se basará en su estado funcional para decidir si su organismo puede soportar un tratamiento intenso.

TC de tórax y abdomen

Para determinar el estadio del mesotelioma, es necesario realizar una exploración por TC del tórax y el abdomen. Se debe usar un medio de contraste si es seguro para usted.

Estadios del cáncer

El estadio del cáncer es un número que determina la extensión del cáncer en el cuerpo. Los estadios del mesotelioma van del 1 al 4. Un número más bajo significa que el cáncer ha crecido menos y un número más alto significa que ha crecido más.

Evaluación quirúrgica

Para tratar el mesotelioma epitelioide en estadio 1, a veces se recurre a la cirugía para extirpar el cáncer. Si la cirugía puede ser una opción, deberá realizarse pruebas adicionales para confirmar el estadio del cáncer y obtener más información sobre su salud. Esta evaluación puede incluir:

Pruebas cardíacas y pulmonares

El corazón y los pulmones deben estar lo suficientemente sanos para la cirugía. Las pruebas funcionales respiratorias muestran el estado de funcionamiento de los pulmones. Una prueba de esfuerzo cardíaco mide el funcionamiento del corazón durante el ejercicio.

Exploraciones por TEP/TC y RM

Se le realizarán más exploraciones para evaluar si el cáncer se ha extendido. Es necesario realizar una tomografía por emisión de positrones (TEP) combinada con una TC. La TEP resalta el tejido de su cuerpo que puede ser canceroso utilizando un radiotrazador de azúcar. Es posible que también le hagan una RM (resonancia magnética) del tórax.

Biopsia de ganglios linfáticos

Cuando el mesotelioma se extiende, suele llegar a unas estructuras diminutas, denominadas ganglios linfáticos, que se encuentran entre los pulmones. Su equipo de atención médica realizará una biopsia de estos ganglios utilizando un fino endoscopio con una cámara. El endoscopio se guía por la garganta o a través de un pequeño corte en el cuerpo.

Los métodos de biopsia incluyen la aspiración con aguja fina (AAF) por ecografía endobronquial, la AAF por ecografía endoscópica y la mediastinoscopia.

Biopsias adicionales

Pueden realizarse otras biopsias si su equipo sospecha que el cáncer se ha extendido al otro lado del tórax o al abdomen. Su equipo realizará la biopsia en el interior del tórax mediante cirugía toracoscópica asistida por video. Para realizar una biopsia en el abdomen, es necesaria una laparoscopía.

Puntos clave

- El amianto es la principal causa de mesotelioma.
- El exceso de líquido y tejido cicatricial en la pleura son signos de mesotelioma.
- Una exploración por TC puede mostrar si hay tumores y dónde están localizados.
- Para confirmar la presencia de mesotelioma, es necesario extraer una muestra de líquido pleural o tejido del cuerpo y analizarla.
- Los tres tipos de mesotelioma son epitelioide, sarcomatoide y bifásico.
- Su equipo de atención médica planificará el tratamiento en función del tipo y el estadio del cáncer, así como de otros factores.

Preguntas para hacer

- ¿Cuáles son las formas más frecuentes de exposición al amianto?
- ¿Las pruebas para el mesotelioma tienen algún riesgo?
- ¿Tendré que pagar algún costo por las pruebas?
- ¿Cómo puedo obtener una copia de los resultados de las pruebas en caso de que quiera una segunda opinión?
- ¿Cómo debo prepararme para las pruebas?

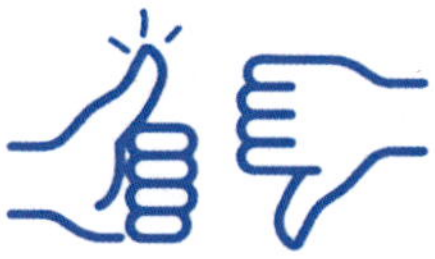

¡Cuéntenos qué opina!

Tómese un momento para completar una encuesta en línea sobre NCCN Guidelines for Patients.

NCCN.org/patients/response

3

Tratamiento del mesotelioma

El tratamiento para el mesotelioma varía de persona en persona. Su equipo de atención médica trabajará con usted para planificar el mejor tratamiento. El tratamiento sistémico es fundamental. Trata el mesotelioma en cualquier parte del cuerpo.

Un enfoque de equipo para la atención

NCCN recomienda que un equipo multidisciplinario administre el tratamiento del mesotelioma.

Un equipo multidisciplinario está formado por especialistas de diferentes campos de la medicina. Al trabajar juntos, el equipo aporta los mejores conocimientos de todas las partes para planificar el mejor tratamiento.

Cada miembro de su equipo multidisciplinario debe tener experiencia en mesoteliomas, si es posible.

Su equipo puede incluir a los siguientes expertos:

- Un **médico oncólogo** trata el cáncer con medicamentos.
- Un **radiooncólogo** trata el cáncer con radiación.
- Un **cirujano oncólogo torácico** extirpa el cáncer del tórax durante una cirugía.
- Un **neumólogo** es un experto en enfermedades pulmonares.

Muchas personas también cuentan con miembros del equipo que les proporcionan tratamiento complementario, del que se habla en el *Capítulo 4: Mejorar la vida con tratamientos complementarios.*

Usted es una parte importante del equipo. Su opinión ayudará a dar forma a su plan de tratamiento.

Opciones de tratamiento

Su equipo evaluará qué tratamientos para el mesotelioma son adecuados para usted. Planificarán el tratamiento en función de muchos factores, incluido su estado de salud general.

Estado funcional

En primer lugar, el equipo evaluará si se encuentra lo suficientemente saludable para recibir tratamiento del cáncer. El tratamiento del mesotelioma puede ser muy agotador para el organismo.

Las puntuaciones altas de 3 o 4 en el sistema Eastern Cooperative Oncology Group (ECOG) de estado funcional reflejan un peor estado general de salud. El tratamiento del cáncer puede no ser seguro si sus puntuaciones son altas.

Si el tratamiento puede perjudicar su salud gravemente, los expertos de NCCN recomiendan recibir únicamente el tratamiento complementario. Encontrará más información en el *Capítulo 4: Mejorar la vida con tratamientos complementarios.*

Opciones por tipo y estadio del cáncer

Si su estado es relativamente saludable, es probable que el tratamiento del cáncer sea seguro. Las puntuaciones bajas de 0, 1 y 2 reflejan un mejor estado de salud general. Además del tratamiento, debe recibir tratamiento complementario.

Las recomendaciones de tratamiento de NCCN se basan en los tipos y estadios del mesotelioma. **Consulte la Guía 2**.

Hay dos enfoques principales para el tratamiento:

- Terapia farmacológica para todo el cuerpo que se llama tratamiento sistémico.
- Una etapa de observación y espera que se denomina observación.

La cirugía puede ser una tercera opción para el mesotelioma epitelioide en estadio 1, pero sus beneficios no están claros. No hay datos que demuestren que prolongue la vida cuando se suma al tratamiento sistémico.

¿Qué es el tratamiento sistémico?

El tratamiento sistémico consiste en la prescripción de fármacos para tratar el cáncer en todo el organismo. Su médico oncólogo le indicará el régimen terapéutico que debe seguir. Un régimen terapéutico consiste en uno o más fármacos que se toman en una dosis, horario y duración específicos.

Deberá acudir a un centro de salud para recibir un tratamiento sistémico. Se aplica a través de un goteo lento mediante una aguja que se introduce en una vena. Este método se llama infusión. Los fármacos se trasladan por el torrente sanguíneo para llegar a las células cancerosas en todo el cuerpo.

El tratamiento sistémico se administra en ciclos con días de tratamiento, seguidos de días de descanso. Un ciclo suele durar varias semanas.

Niveles de preferencia según NCCN

En las dos secciones siguientes, se analizan los regímenes para el mesotelioma. Los expertos de NCCN recomiendan estos regímenes según criterios científicos y de seguridad. Cuando resulta útil, asignan un nivel de preferencia a sus recomendaciones:

Guía 2
Opciones de tratamiento para el mesotelioma

Tipo epitelioide en estadio 1	• Tratamiento sistémico (preferido) con o sin radioterapia de intensidad modulada (RTIM) • Observación • Cirugía
Tipo epitelioide en estadio 2, estadio 3 y estadio 4 **Todos los estadios de los tipos sarcomatoide y bifásico**	• Tratamiento sistémico • Observación

- Los **tratamientos preferidos** son las que cuentan con más pruebas de que funcionan mejor y pueden ser más seguros que otras terapias.
- **Otros tratamientos recomendados** pueden no funcionar tan bien como los tratamientos preferidos, pero también pueden ser útiles para tratar el cáncer.
- **En algunos casos, hay tratamientos específicos** que funcionan mejor para personas con determinadas características del cáncer o circunstancias de salud.

Tratamiento sistémico de primera línea

El primer tratamiento que se le administrará se denomina tratamiento de primera línea. A menudo, se trata de un régimen terapéutico basado en quimioterapia o una combinación de inhibidores del punto de control inmunitario. En la **Guía 3**, figura una lista de regímenes para el mesotelioma epitelioide, y en la **Guía 4**, regímenes para el mesotelioma bifásico o sarcomatoide.

Quimioterapia doble con derivados del platino

La quimioterapia mata las células de crecimiento rápido, incluidas las células cancerosas. La quimioterapia doble con derivados del platino se utiliza habitualmente para el tratamiento. Se trata de una combinación de dos tipos de quimioterapia que actúan de forma diferente para destruir las células cancerosas.

La quimioterapia doble con derivados del platino incluye cisplatino o carboplatino y una segunda quimioterapia. Lo más frecuente es que la segunda quimioterapia sea pemetrexed (Alimta, Pemfexy), pero a veces se utiliza gemcitabina (Gemzar, Infugem).

Guía 3
Tratamiento de primera línea del mesotelioma epitelioide

Tratamientos preferidos	**Tratamiento con quimioterapia** • Cisplatino y pemetrexed • Cisplatino y pemetrexed con bevacizumab • Cisplatino y pemetrexed con pembrolizumab • Carboplatino y pemetrexed • Carboplatino y pemetrexed con bevacizumab • Carboplatino y pemetrexed con pembrolizumab **Inhibidores del punto de control inmunitario** • Nivolumab e ipilimumab
Tratamientos utilizados en determinados casos	**Quimioterapia** • Cisplatino y gemcitabina • Carboplatino y gemcitabina • Pemetrexed • Vinorelbina

Quimioterapia doble con derivados del platino y tratamiento dirigido

El tratamiento dirigido detiene las formas de crecimiento específicas de las células cancerosas. Bevacizumab (Avastin) es un tipo de tratamiento dirigido que se llama anticuerpo anti-VEGF. Bloquea una proteína llamada VEGF, que detiene el crecimiento de los vasos sanguíneos en los tumores. Sin sangre, las células cancerosas mueren.

- Para el mesotelioma epitelioide, la quimioterapia doble con derivados del platino y bevacizumab es una de las opciones preferidas.
- Para el mesotelioma bifásico o sarcomatoide, la quimioterapia doble con derivados del platino con bevacizumab es una opción para otros tratamientos recomendados.

En lugar de bevacizumab, puede administrarse un biosimilar aprobado por la FDA. Un biosimilar es casi un fármaco idéntico fabricado por otro laboratorio.

Quimioterapia doble con derivados del platino y un inhibidor del punto de control inmunitario

Los inhibidores del punto de control inmunitario restablecen la capacidad de las células T inmunitarias para destruir las células cancerosas. El pembrolizumab (Keytruda) es un inhibidor del punto de control inmunitario. La combinación de pembrolizumab y quimioterapia doble con derivados del platino es el régimen terapéutico preferido para todos los tipos de mesotelioma.

Guía 4
Tratamiento de primera línea del mesotelioma bifásico o sarcomatoide

Tratamientos preferidos	**Tratamientos con quimioterapia** • Cisplatino y pemetrexed con pembrolizumab • Carboplatino y pemetrexed con pembrolizumab **Inhibidores del punto de control inmunitario** • Nivolumab e ipilimumab
Otros tratamientos recomendados	**Tratamientos con quimioterapia** • Cisplatino y pemetrexed • Cisplatino y pemetrexed con bevacizumab • Carboplatino y pemetrexed • Carboplatino y pemetrexed con bevacizumab
Tratamientos utilizados en determinados casos	**Quimioterapia** • Cisplatino y gemcitabina • Carboplatino y gemcitabina • Pemetrexed • Vinorelbina

Inhibidores del punto de control inmunitario combinados

La combinación de nivolumab (Opdivo) e ipilimumab (Yervoy) es también el régimen terapéutico preferido para todos los tipos de mesotelioma. Ambos fármacos son inhibidores del punto de control inmunitario, pero actúan de forma diferente para destruir las células cancerosas.

Quimioterapia de agente individual

El pemetrexed se utiliza a veces solo para tratar el mesotelioma. Otra opción es la vinorelbina.

Radioterapia para el mesotelioma epitelioide en estadio 1

Si tiene mesotelioma epitelioide en estadio 1, su equipo de atención médica puede considerar la posibilidad de agregar radioterapia de intensidad modulada (RTIM) al tratamiento sistémico.

La RTIM es un tipo de radioterapia. Emite haces de rayos X que se ajustan mucho a la forma del tumor y dejan más tejido normal alrededor del tumor. Los rayos X dañan las células cancerosas, que mueren o dejan de producir nuevas células cancerosas.

Durante el tratamiento, se acostará en una camilla. Una gran máquina emite los haces de radiación y dirige la dosis más alta al tumor. Los tejidos cercanos recibirán una dosis mucho menor.

Un tumor en el tórax es difícil de localizar porque, a menudo, se mueve al respirar. Para afrontar esta dificultad, su equipo utilizará métodos avanzados. Puede ser necesario que contenga la respiración durante 15 a 20 segundos a la vez para atacar mejor el tumor.

¿Qué es la radioterapia?

La radioterapia consiste en el uso de radiación de alta energía para destruir las células cancerosas.

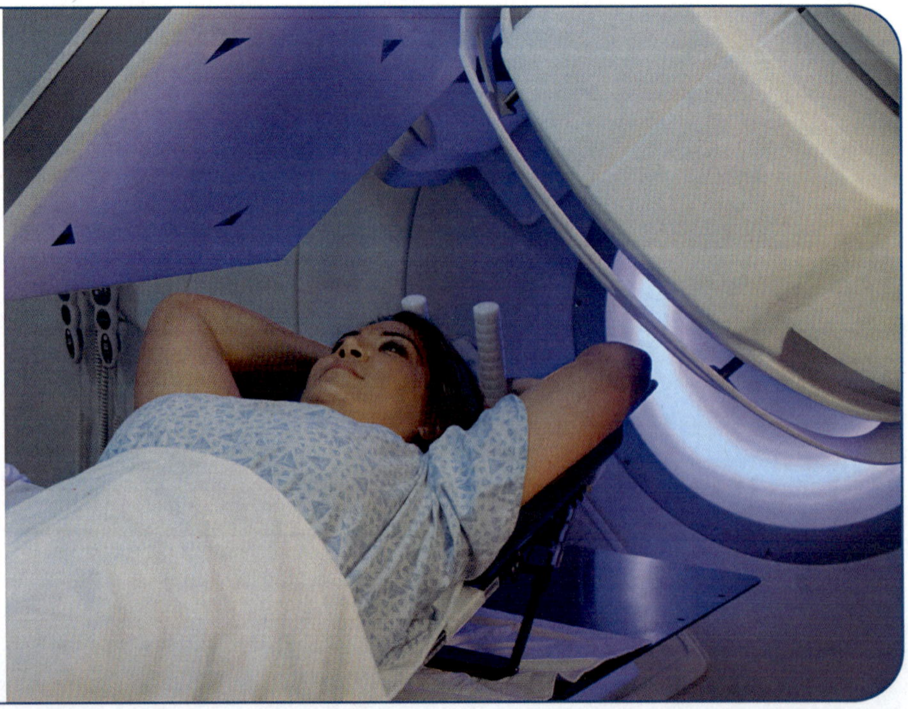

Tratamiento sistémico de segunda línea

Si el cáncer crece durante el tratamiento de primera línea o después de este, puede iniciarse otro régimen terapéutico. Esto se llama tratamiento de segunda línea. El objetivo del tratamiento de segunda línea es detener el crecimiento del cáncer. En la **Guía 5**, puede encontrar una lista de las opciones de segunda línea.

Las opciones de segunda línea se basan en su tratamiento previo:

- Si ha recibido quimioterapia, el tratamiento preferido es nivolumab con o sin ipilimumab. Puede administrarse nivolumab con hialuronidasa-nvhy (Opdivo Qvantig) en inyecciones cutáneas en lugar de la infusión de nivolumab en una vena. No es una opción si se utiliza ipilimumab con nivolumab.
- Algunas personas tienen una segunda opción después de una quimioterapia previa. Si un régimen terapéutico con pemetrexed detuvo antes el crecimiento del cáncer, puede administrarse otro régimen terapéutico con pemetrexed.
- Si se le administró nivolumab e ipilimumab, se recomienda la quimioterapia doble con derivados del platino y pemetrexed con o sin bevacizumab. El pemetrexed también puede administrarse solo.

Otros tratamientos recomendados incluyen gemcitabina con o sin ramucirumab (Cyramza). El ramucirumab es un anticuerpo anti-VEGF. Además de la gemcitabina, la vinorelbina es una opción.

Guía 5
Tratamiento de segunda línea para todos los tipos de mesotelioma

Tratamientos preferidos	**Si recibió quimioterapia, estas son sus opciones:** • Nivolumab con o sin ipilimumab **Si se le administró nivolumab e ipilimumab, estas son sus opciones:** • Cisplatino y pemetrexed • Cisplatino y pemetrexed con bevacizumab • Carboplatino y pemetrexed • Carboplatino y pemetrexed con bevacizumab • Pemetrexed
Otros tratamientos recomendados	**Tratamiento con quimioterapia** • Gemcitabina con o sin ramucirumab • Vinorelbina

¿Qué es la observación?

La observación es un enfoque del tratamiento basado en observar y esperar. Dado que el mesotelioma tarda décadas en desarrollarse, puede seguir creciendo muy lentamente después de haberse detectado.

Durante la observación, consultará a su equipo de atención médica con frecuencia. No recibirá ningún tratamiento, a menos que empiece a tener síntomas o hasta que una exploración muestre que el mesotelioma está creciendo.

Un enfoque quirúrgico del tratamiento

Si presenta un mesotelioma epitelioide en estadio 1, la cirugía con tratamiento sistémico puede ser una opción.

Tratamiento sistémico

Puede recibir tratamiento sistémico antes o después de la cirugía. El tratamiento sistémico antes de la cirugía puede reducir el tamaño del tumor y facilitar la intervención. El tratamiento sistémico administrado después de la cirugía tiene por objeto destruir las células cancerosas que hayan podido quedar.

Tipos de cirugía

Hay dos tipos de cirugía para el mesotelioma:

- La **pleurectomía/decorticación** consiste en extirpar el tumor y la pleura sin extirpar el pulmón. A veces, también se extirpa el pericardio (el revestimiento que rodea el corazón) y parte del diafragma.
- La **neumonectomía extrapleural** consiste en extirpar las dos capas pleurales y el pulmón. Este procedimiento también permite extirpar parte del diafragma y, a menudo, el pericardio.

Los cirujanos suelen practicar una pleurectomía/decorticación, pero a veces se realiza una neumonectomía extrapleural. Su equipo tendrá en cuenta una serie de factores antes de recomendarle qué cirugía es la mejor para usted. A veces, el cirujano tiene que empezar a intervenir primero para ver qué ocurre dentro de su tórax antes de decidir el tipo de cirugía.

El cirujano también tomará muestras de los ganglios linfáticos que hay entre los pulmones. Esto se hace para averiguar si el cáncer se ha extendido fuera de la pleura.

Radioterapia después de la intervención quirúrgica

Algunas personas reciben RTIM después de la pleurectomía/decorticación. La RTIM puede permitirle vivir más tiempo mediante la destrucción de las células cancerosas que no se hayan eliminado con la cirugía.

Puede ser difícil administrar la RTIM después de la cirugía. La RTIM puede ser una opción en un centro de tratamiento que cuente con personal experimentado y capacitado.

¿Qué es un ensayo clínico?

Si participa en un ensayo clínico, es posible que reciba un tratamiento que no puede obtener en ningún otro sitio.

Un ensayo clínico es un tipo de estudio de investigación médica. Después de desarrollar y analizar en un laboratorio nuevas formas posibles de combatir el cáncer, es necesario estudiarlas en las personas.

Si en un ensayo clínico se determina que un fármaco, un dispositivo o un método de tratamiento es seguro y eficaz, es posible que lo apruebe la Administración de Alimentos y Medicamentos de los Estados Unidos (FDA).

Todas las personas con cáncer deben considerar atentamente todas las opciones de tratamiento que existen para tratar su tipo de cáncer, incluidos los tratamientos estándares y los ensayos clínicos. Converse con su médico para evaluar si tiene sentido participar en un ensayo clínico.

Fases

La mayoría de los ensayos clínicos sobre el cáncer se centran en el tratamiento y se realizan por fases.

- En los ensayos de **fase 1**, se estudian la seguridad y los efectos secundarios de un medicamento en investigación o un método de tratamiento.
- En los ensayos de **fase 2**, se evalúa el grado en que un fármaco o método actúa contra un tipo de cáncer específico.
- En los ensayos de **fase 3**, se evalúa el fármaco o el método en comparación con el tratamiento estándar. Si los resultados son buenos, puede ser aprobado por la FDA.
- En los ensayos de **fase 4**, se estudian la seguridad y el beneficio de un tratamiento aprobado por la FDA.

¿Quién puede inscribirse?

Depende de las normas del ensayo clínico, denominadas criterios de elegibilidad. Las reglas pueden referirse a la edad, el tipo y el estadio del cáncer, los antecedentes de tratamiento o el estado de salud general. Estos garantizan que los participantes se asemejen en formas específicas y que el ensayo sea lo más seguro posible para los participantes.

Dónde buscar ensayos clínicos En los Estados Unidos

Centros oncológicos de NCCN
NCCN.org/cancercenters

The National Cancer Institute (NCI)
cancer.gov/about-cancer/treatment/clinical-trials/search

En el mundo

The U.S. National Library of Medicine (NLM)
clinicaltrials.gov

¿Necesita ayuda para buscar un ensayo clínico?

Servicio de Información de Cáncer (Cancer Information Service, CIS) del NCI
+1 800.4.CANCER (+1 800.422.6237)
cancer.gov/contact

Consentimiento informado

Un equipo de investigación administra los ensayos clínicos. Este grupo de expertos revisará el estudio con usted en detalle, incluidos el propósito, y los riesgos y beneficios de participar. Toda esta información también se proporciona en un formulario de consentimiento informado. Lea el formulario detenidamente y haga preguntas antes de firmarlo. Tómese el tiempo que necesite para conversar con personas de su confianza. Tenga en cuenta que puede dejar el ensayo clínico y recibir un tratamiento fuera del ensayo clínico en cualquier momento.

¿Recibiré un placebo?
Los placebos (versiones inactivas de medicamentos reales) casi nunca se usan solos en los ensayos clínicos sobre el cáncer. Es común recibir el placebo con el tratamiento habitual o el fármaco nuevo con el tratamiento estándar. Antes de inscribirse, se le informará, verbalmente y por escrito, si el ensayo clínico tiene previsto el uso de un placebo.

¿Los ensayos clínicos son gratuitos?
No tiene que pagar nada para inscribirse en un ensayo clínico. El patrocinador del estudio paga los costos relacionados con la investigación, incluido el fármaco del estudio. Pero es posible que tenga que pagar otros servicios, como transporte o servicios de cuidado infantil, debido a las consultas adicionales. Durante el ensayo, continuará recibiendo la atención habitual contra el cáncer. Este tipo de atención a menudo está cubierta por el seguro.

Puntos clave

- Un equipo multidisciplinario trabajará con usted para elaborar un plan de tratamiento. El plan de tratamiento se basará en muchos factores, como el tipo y el estadio del mesotelioma.
- El tratamiento sistémico trata el cáncer en cualquier lugar del cuerpo. La quimioterapia, el tratamiento dirigido y los inhibidores del punto de control inmunitario son tipos de tratamiento sistémico. La radioterapia también puede formar parte del tratamiento del mesotelioma epitelioide en estadio 1.
- La observación es una estrategia de observación y espera para las personas con mesotelioma de crecimiento lento.
- El mesotelioma epitelioide en estadio 1 puede extirparse quirúrgicamente y tratarse con tratamiento sistémico. En ocasiones, la radioterapia forma parte del tratamiento.
- En los ensayos clínicos, se estudian nuevas formas de luchar contra el cáncer en las personas. Un ensayo clínico puede ser una opción adicional al tratamiento estándar.

Preguntas para hacer

- ¿Debo comenzar el tratamiento de inmediato?
- ¿Cómo se decide que tratamiento es el mejor para mí?
- ¿Cuál es el cronograma, o los ciclos, del tratamiento sistémico?
- ¿Cuáles son los efectos secundarios comunes y graves de mis tratamientos?
- ¿Hay algún ensayo clínico que sea adecuado para mí?

“Ahora hay más esperanza que nunca. Así que no se rindan. Cuando hay esperanza en la ecuación, las probabilidades no importan”.

4

Mejorar la vida con tratamientos complementarios

La principal preocupación de la mayoría de las personas con cáncer es encontrar un tratamiento que funcione. Sin embargo, el cáncer no se limita a su tratamiento. Los cuidados oncológicos incluyen muchos desafíos adicionales que pueden afectar a su vida de forma inesperada. En este capítulo, se abordan algunos de los desafíos a los que puede enfrentarse y cómo puede brindarle ayuda el tratamiento complementario.

¿Qué es el tratamiento complementario?

El tratamiento complementario ayuda a mejorar su calidad de vida durante el tratamiento del cáncer y después de este. El objetivo es prevenir o controlar los efectos secundarios y los síntomas, como el dolor y la fatiga relacionados con el cáncer. También aborda los problemas mentales, sociales y espirituales a los que se enfrentan las personas con cáncer.

El tratamiento complementario está disponible para todas las personas con cáncer y sus familias, no solo para las que se encuentran al final de la vida. También se denomina cuidados paliativos.

El tratamiento complementario también puede ayudar en los siguientes aspectos:

- Toma de decisiones sobre el tratamiento.
- Coordinación de la atención médica.
- Pago de la atención médica.
- Planificación anticipada de la atención y relacionada con el final de la vida.

Es importante que sepa que puede obtener apoyo para los desafíos que plantea el cáncer. Su equipo de atención médica le ayudará a recibir el tratamiento complementario que necesite.

Complicaciones del mesotelioma

Las personas con mesotelioma suelen tener problemas de salud, denominados complicaciones, causados por el cáncer. Su equipo de atención médica elaborará un plan de tratamiento basado en sus necesidades. En esta sección, se abordan tres complicaciones del mesotelioma.

Derrame pleural

El derrame pleural es la acumulación de líquido adicional en el espacio entre las dos capas pleurales. Este espacio se denomina cavidad pleural. Esto puede provocar dificultad para respirar. Existen dos opciones de tratamiento.

Catéter pleural
Un tratamiento para el derrame pleural es la colocación de un catéter pleural. Un catéter pleural es un tubo fino y flexible que se coloca en el tórax. El catéter drena la acumulación de líquido en la cavidad pleural.

Pleurodesis con talco
Otro tratamiento es la pleurodesis con talco. La pleurodesis con talco consiste en introducir polvos de talco en la cavidad pleural. El polvo irrita el tejido y hace que las dos capas de pleura se fusionen mientras cicatrizan. Esto sella la cavidad pleural y ayuda a detener la acumulación de líquido.

Dolor en el pecho

El cáncer que crece en la pared torácica puede causar dolor en el pecho. La radioterapia o la terapia con calor o frío (ablación térmica) puede utilizarse para aliviar el dolor en el pecho.

Otras formas de tratar el dolor en el pecho son los analgésicos o la quimioterapia.

Obstrucción bronquial o esofágica

En algunas personas, el mesotelioma crece y provoca un bloqueo (obstrucción). Una obstrucción puede bloquear las vías respiratorias o el tubo digestivo. Si esto ocurre, puede utilizarse radioterapia para reducir el tamaño del tumor. Otras opciones de tratamiento menos comunes son el tratamiento con láser o la ablación térmica.

Efectos comunes del cáncer

Las personas con distintos tipos de cáncer experimentan problemas de salud frecuentes. Los cánceres comparten algunos síntomas habituales porque alteran el organismo de forma similar. El tratamiento es parecido para los distintos tipos de cáncer y provoca efectos secundarios frecuentes.

Puede encontrar información sobre el manejo de los efectos comunes en la biblioteca de NCCN Guidelines for Patients. A continuación, se describen brevemente los libros de la serie de tratamientos complementarios para que pueda encontrar la información que necesita.

Malestar emocional

Todos los enfermos de cáncer sienten angustia en algún momento. Es normal sentirse preocupado, triste, impotente o enfadado. *NCCN Guidelines for Patients: Malestar emocional durante el tratamiento del cáncer* permite a las personas obtener ayuda en caso de que no se sientan bien a nivel emocional.

Recursos sobre el tratamiento complementario

Puede encontrar más información sobre el tratamiento complementario en NCCN.org/patientguidelines y en la aplicación NCCN Patient Guides for Cancer.

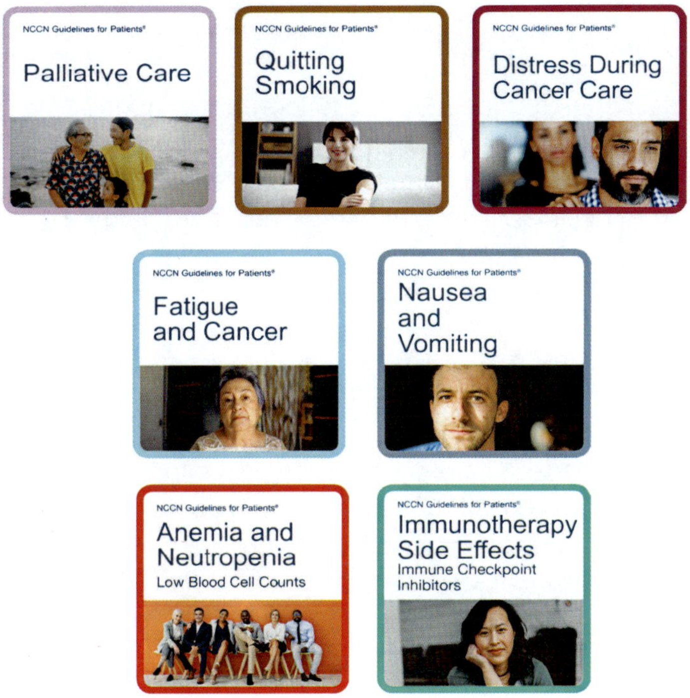

Fatiga

La fatiga relacionada con el cáncer no es el cansancio típico que sigue a un día activo o largo. Es una falta de energía que resulta molesta, no mejora con el descanso ni el sueño normales y altera la vida. Lea el libro de NCCN sobre la fatiga para informarse sobre la actividad física y otros métodos que reducen la fatiga relacionada con el cáncer.

Náuseas y vómitos

Tanto la quimioterapia como la radioterapia pueden provocar náuseas y vómitos. Las náuseas son la sensación de que va a vomitar. Vomitar es vomitar a la fuerza lo que se tiene en el estómago. Los tratamientos que previenen y controlan ambos síntomas se analizan en *NCCN Guidelines for Patients: Náuseas y vómitos*.

Anemia y neutropenia

La quimioterapia suele provocar una disminución de los glóbulos rojos y blancos. Un número bajo de glóbulos rojos, denominado anemia, puede causar fatiga. Un recuento bajo de glóbulos blancos, llamado neutropenia, aumenta el riesgo de infección. El tratamiento de recuento bajo de glóbulos se describe en *NCCN Guidelines for Patients: Anemia y neutropenia*.

Efectos secundarios de la inmunoterapia

Los inhibidores del punto de control inmunitario se usan para tratar todos los tipos de mesotelioma. Este tratamiento puede causar que las células inmunitarias ataquen a las células sanas.

NCCN Guidelines for Patients: Efectos secundarios de la inmunoterapia: Inhibidores del punto de control inmunitario explica el tratamiento para:

- Síntomas en la piel y la boca.
- Síntomas intestinales y hepáticos.
- Síntomas en la tiroides, la hipófisis y el páncreas.
- Síntomas pulmonares.

Ayuda para dejar de fumar

Fumar puede limitar los efectos del tratamiento del cáncer. También puede empeorar su estado de salud general y el funcionamiento de sus pulmones. Además, aumenta el riesgo de padecer cáncer de pulmón.

- Si no fuma, es importante que no comience a hacerlo ahora.
- Si fuma, es importante que deje de hacerlo. Nunca es demasiado tarde.

La adicción a la nicotina es una de las adicciones más difíciles de superar. El estrés de tener cáncer puede dificultar más el dejar de fumar.

NCCN Guidelines for Patients: Dejar de fumar proporciona apoyo y orientación fundamentales para las personas con cáncer. En este libro, se explica cómo utilizar mejor las herramientas que existen para dejar de fumar de una vez por todas.

Si ya ha intentado dejar de fumar, inténtelo de nuevo. La mayoría de las personas tienen un desliz o una recaída antes de dejarlo definitivamente.

Preocupaciones relacionadas con el final de la vida

NCCN Guidelines for Patients: Cuidados paliativos ayuda a las personas a transitar la experiencia del cáncer a lo largo de todo el proceso de atención médica. Describe los cuidados para los síntomas físicos y emocionales. También ofrece orientación para hablar con su equipo sobre el tratamiento del cáncer y la planificación anticipada de la atención.

Planificación anticipada de la atención

Cuando el cáncer sigue creciendo a pesar de todos los esfuerzos de tratamiento, puede ser el momento de plantearse nuevos objetivos.

Sus nuevos objetivos pueden consistir en aprovechar al máximo el tiempo que le quede y asegurarse de poder llegar al final de la vida en sus propios términos.

La planificación anticipada de la atención es una manera de cerciorarse de que sus deseos se entiendan y se respeten. El objetivo es que usted reciba los mejores cuidados posibles al final de su vida. Puede establecer con tiempo una planificación anticipada de la atención para no sentir tanto estrés y ser más capaz de afrontar la situación.

Cuidados paliativos

Los cuidados paliativos son un tipo de atención diseñada para proporcionar comodidad a las personas que están cerca del final de la vida, así como a sus seres queridos. Uno de los principales objetivos es que no sienta dolor y asegurarse de que pueda dejar este mundo cómodamente y con dignidad.

Puntos clave

- El tratamiento complementario tiene como objetivo mejorar su calidad de vida, lo que incluye evitar y reducir los síntomas.
- Dejar de fumar puede mejorar los resultados del tratamiento.
- La planificación anticipada de la atención se realiza para garantizar que se comprenden y respetan sus deseos del final de la vida.

Preguntas para hacer

- ¿Qué debo decir si los profesionales de atención médica me preguntan si estoy recibiendo un tratamiento complementario? Algunas personas creen que los tratamientos complementarios son cuidados paliativos.
- ¿Cómo prevendrán o aliviarán los síntomas que tengo?
- ¿Con quién debo ponerme en contacto si mis síntomas empeoran?
- ¿Cuáles son los mejores métodos para ayudarme a dejar de fumar?
- ¿Qué ocurre durante los cuidados al final de la vida y cómo puedo prepararme para ello?

¡Nos interesan sus comentarios!

Nuestro objetivo es brindar información útil y fácil de entender sobre el cáncer. Realice nuestra encuesta para decirnos qué hicimos bien y qué podríamos mejorar.
NCCN.org/patients/feedback

5
Otros recursos

¿Quiere saber más? Aquí le explicamos cómo obtener ayuda adicional.

Qué más hay que saber

Este libro puede ayudarle a mejorar su atención oncológica. En él, se explican con claridad las recomendaciones de los expertos y se sugieren preguntas que puede hacerle a su equipo de atención médica. Pero no es el único recurso que tiene.

Puede recibir tanta información y ayuda como necesite. A muchas personas les interesa saber más sobre los siguientes temas:

- Los detalles de su salud y tratamiento.
- Encontrar un proveedor de atención experto en mesotelioma.
- Formar parte de un equipo de atención médica.
- Obtener ayuda financiera y jurídica.
- Afrontar los problemas de salud.

Qué más hacer

Su centro de salud puede ayudar con los próximos pasos. Suelen disponer de recursos in situ para ayudar a satisfacer sus necesidades y encontrar respuestas a sus preguntas. Los centros de salud también pueden informarle de los recursos existentes en su comunidad.

Además de la ayuda de sus profesionales de atención médica, los recursos enumerados en la siguiente sección proporcionan apoyo a muchas personas como usted. Consulte la lista y visite los sitios web que se indican para obtener más información sobre estas organizaciones.

Dónde obtener ayuda

Cancer*Care*
Cancercare.org

Imerman Angels
Imermanangels.org

National Coalition for Cancer Survivorship
canceradvocacy.org

Base de datos de ensayos clínicos de U.S. National Library of Medicine
clinicaltrials.gov

Triage Cancer
Triagecancer.org

Preguntas para hacer

- ¿Cómo puedo encontrar un profesional de atención médica experto en mesotelioma?
- ¿Cuál es mi participación en la toma de decisiones sobre la mejor atención oncológica para mí?
- ¿Cuáles son los pasos para obtener una segunda opinión?
- ¿Cuánto tendré que pagar por mi tratamiento y qué ayuda hay disponible para estos costos?
- ¿Cómo me conecto con otras personas para crear un sistema de apoyo?

Palabras que debe conocer

amianto
Grupo de minerales naturales que se encuentran en las rocas y el suelo y se utilizan para muchos productos industriales y comerciales. Es la principal causa de mesotelioma.

anatomopatólogo
Médico que se especializa en el análisis de células y tejidos para detectar enfermedades.

aspiración con aguja fina (AAF)
Extracción de una pequeña muestra de tejido corporal con una aguja muy fina.

biopsia
Un procedimiento utilizado para extirpar muestras de tejido o fluido para analizarlas en busca de una enfermedad.

derrame pleural
Acumulación inusual de líquido adicional en la cavidad pleural.

diagnóstico
Identificación de una enfermedad basada en pruebas.

efecto secundario
Respuesta física o emocional insalubre o desagradable frente al tratamiento.

engrosamiento pleural
Cicatrización generalizada del tejido que rodea los pulmones.

ensayo clínico
Tipo de investigación que evalúa pruebas o tratamientos en investigación en personas.

equipo multidisciplinario
Grupo de profesionales de atención médica que trabajan juntos para brindar cuidados expertos.

estadificación del cáncer
El proceso de clasificar la extensión del cáncer en el cuerpo.

estado funcional
Una escala de clasificación sobre la salud general y la capacidad de una persona para realizar actividades cotidianas.

ganglio linfático
Pequeña estructura en forma de frijol que combate las enfermedades en el sistema inmunitario.

infusión
Una forma de administrar medicamentos lentamente con una aguja que se coloca en la vena.

inhibidores del punto de control inmunitario
Tratamiento farmacológico que permite a los linfocitos T inmunitarios eliminar las células cancerosas.

inmunohistoquímica
Estudio de laboratorio de las células cancerosas para descubrir trazas específicas de células involucradas en el crecimiento celular anormal.

mesotelioma pleural
Cáncer poco frecuente que se desarrolla en las capas finas de tejido que rodean los pulmones. A menudo, se denomina simplemente mesotelioma.

observación
Período de conducta expectante del tumor o la aparición del cáncer mientras no se recibe tratamiento. También se denomina observación y espera.

planificación anticipada de la atención
El proceso de decidir lo que usted querría en caso de enfermarse gravemente y no tomar decisiones médicas por su cuenta.

pleura
Dos finas capas de tejido que rodean y protegen los pulmones y el interior del tórax.

quimioterapia
Fármacos contra el cáncer que detienen el ciclo vital celular para que las células no se multipliquen.

radioterapia
Tratamiento que utiliza rayos de alta energía (radiación) para eliminar las células cancerosas.

resonancia magnética (RM)
Proceso de diagnóstico por imágenes que utiliza un campo magnético y ondas de radio para obtener imágenes del interior del cuerpo.

radioterapia de intensidad modulada
régimen terapéutico
Un plan que especifica la dosis, el cronograma y la duración del tratamiento.

(RTIM)
Un tipo de radioterapia externa que utiliza muchos haces de radiación de diferentes intensidades.

segunda opinión
Una evaluación del diagnóstico o tratamiento de un paciente realizada por un médico que no es el médico actual del paciente.

tomografía por emisión de positrones/
tomografía computarizada
tratamiento complementario
Intervenciones para mejorar la calidad de vida. En ocasiones, también se le llama cuidados paliativos.

(TEP/TC)
Un estudio que utiliza dos métodos de obtención de imágenes para ver la forma y la función del tejido.

tomografía computarizada (TC)
Prueba que usa rayos X de varios ángulos para tomar imágenes del interior del cuerpo.

tratamiento de primera línea
El primer tipo de tratamiento administrado para una enfermedad o afección de salud.

tratamiento de segunda línea
El segundo tipo de tratamiento que se administra si el cáncer crece.

tratamiento sistémico
Un tratamiento farmacológico que se desplaza por el torrente sanguíneo para tratar el cáncer en cualquier parte.

Colaboradores de NCCN

Esta guía para pacientes se basa en NCCN Clinical Practice Guidelines in Oncology (NCCN Guidelines®) para el mesotelioma pleural, versión 2.2025. Fue adaptada, revisada y publicada con la colaboración de las siguientes personas:

Dorothy A. Shead, máster en Ciencias
Directora ejecutiva de Operaciones de Información para Pacientes

Laura J. Hanisch, estudios avanzados en Psicología
Directora del Programa de información para pacientes

Laura Phillips
Artista gráfica

La elaboración de NCCN Clinical Practice Guidelines in Oncology (NCCN Guidelines®) para el mesotelioma pleural, versión 2.2025, estuvo a cargo de los siguientes miembros del panel de NCCN:

Dr. Gregory J. Riely, doctor en Medicina/presidente
Memorial Sloan Kettering Cancer Center

Dr. Douglas E. Wood, vicepresidente
Fred Hutchinson Cancer Center

* Dr. James Stevenson, jefe de equipo
Case Comprehensive Cancer Center/ University Hospitals Seidman Cancer Center and Cleveland Clinic Taussig Cancer Institute

Dra. Dara L. Aisner, doctora en Medicina
University of Colorado Cancer Center

Dr. Wallace Akerley
Huntsman Cancer Institute, University of Utah

Dra. Jessica R. Bauman
Fox Chase Cancer Center

Dr. Ankit Bharat
Robert H. Lurie Comprehensive Cancer Center of Northwestern University

Dr. Joe Y. Chang, doctor en Medicina
The University of Texas MD Anderson Cancer Center

Dr. Lucian R. Chirieac
Dana-Farber/Brigham and Women's Cancer Center

Dr. Malcolm DeCamp
University of Wisconsin Carbone Cancer Center

Dr. Aakash Desai, máster en Salud Pública
O'Neal Comprehensive Cancer Center, UAB

Dr. Thomas J. Dilling, máster en Ciencias
Moffitt Cancer Center

Dr. Jonathan Dowell
UT Southwestern Simmons Comprehensive Cancer Center

Dr. Gregory A. Durm, máster en Ciencias
Indiana University Melvin and Bren Simon Comprehensive Cancer Center

Dr. Scott Gettinger
Yale Cancer Center/Smilow Cancer Hospital

Dr. Travis E. Grotz
Mayo Clinic Comprehensive Cancer Center

Dr. Matthew A. Gubens, máster en Ciencias
UCSF Helen Diller Family Comprehensive Cancer Center

Dr. Aditya Juloori
The UChicago Medicine Comprehensive Cancer Center

Dr. Rudy P. Lackner
Fred & Pamela Buffett Cancer Center

* Dr. Michael Lanuti
Mass General Cancer Center

Dr. Jules Lin
University of Michigan Rogel Cancer Center

Dr. Billy W. Loo, jr., doctor en Medicina
Stanford Cancer Institute

Dra. Christine M. Lovly, doctora en Medicina
Vanderbilt-Ingram Cancer Center

Dr. Fabien Maldonado
Vanderbilt-Ingram Cancer Center

Dr. Daniel Morgensztern
Siteman Cancer Center, Barnes-Jewish Hospital and Washington University School of Medicine

Dr. Trey C. Mullikin
Duke Cancer Institute

Dr. Thomas Ng
The University of Tennessee Health Science Center

* Dra. Dawn Owen, doctora en Medicina
Mayo Clinic Comprehensive Cancer Center

Dr. Dwight H. Owen, máster en Ciencias
The Ohio State University Comprehensive Cancer Center - James Cancer Hospital and Solove Research Institute

Dr. Sandip P. Patel
UC San Diego Moores Cancer Center

Dr. Tejas Patil
University of Colorado Cancer Center

Dr. Patricio M. Polanco
UT Southwestern Simmons Comprehensive Cancer Center

Dr. Jonathan Riess
UC Davis Comprehensive Cancer Center

* Dra. Theresa A. Shapiro, doctora en Medicina
Johns Hopkins Kimmel Cancer Center

Dra. Aditi P. Singh
Abramson Cancer Center, University of Pennsylvania

Dra. Alda Tam
The University of Texas MD Anderson Cancer Center

Dr. Tawee Tanvetyanon, máster en Salud Pública
Moffitt Cancer Center

Dra. Jane Yanagawa
UCLA Jonsson Comprehensive Cancer Center

Dr. Stephen C. Yang
Johns Hopkins Kimmel Cancer Center

Dr. Edwin Yau, doctor en Medicina
Roswell Park Comprehensive Cancer Center

NCCN

Kristina Gregory, enfermera registrada, máster en Ciencias de Enfermería, enfermera certificada en oncología
Vicepresidenta sénior, Clinical Information Programs

Lisa Hang, doctora en Medicina
Científica en oncología/redactora médica sénior

* Revisaron esta guía para pacientes. Para divulgaciones, visite NCCN.org/disclosures.

Centros oncológicos de NCCN

Abramson Cancer Center,
University of Pennsylvania
Filadelfia, Pensilvania
+1 800.789.7366 • pennmedicine.org/cancer

Case Comprehensive Cancer Center/
University Hospitals Seidman Cancer Center and
Cleveland Clinic Taussig Cancer Institute
Cleveland, Ohio
UH Seidman Cancer Center
+1 800.641.2422 • uhhospitals.org/services/cancer-services
CC Taussig Cancer Institute
+1 866.223.8100 • my.clevelandclinic.org/departments/cancer
Case CCC
+1 216.844.8797 • case.edu/cancer

City of Hope National Medical Center
Duarte, California
+1 800.826.4673 • cityofhope.org

Dana-Farber/Brigham and Women's Cancer Center |
Mass General Cancer Center
Boston, Massachusetts
+1 877.442.3324 • youhaveus.org
+1 617.726.5130 • massgeneral.org/cancer-center

Duke Cancer Institute
Durham, Carolina del Norte
+1 888.275.3853 • dukecancerinstitute.org

Fox Chase Cancer Center
Filadelfia, Pensilvania
+1 888.369.2427 • foxchase.org

Fred & Pamela Buffett Cancer Center
Omaha, Nebraska
+1 402.559.5600 • unmc.edu/cancercenter

Fred Hutchinson Cancer Center
Seattle, Washington
+1 206.667.5000 • fredhutch.org

Huntsman Cancer Institute, University of Utah
Salt Lake City, Utah
+1 800.824.2073 • healthcare.utah.edu/huntsmancancerinstitute

Indiana University Melvin and Bren Simon
Comprehensive Cancer Center
Indianápolis, Indiana
+1 888.600.4822 • www.cancer.iu.edu

Johns Hopkins Kimmel Cancer Center
Baltimore, Maryland
+1 410.955.8964
www.hopkinskimmelcancercenter.org

Mayo Clinic Comprehensive Cancer Center
Phoenix/Scottsdale, Arizona
Jacksonville, Florida
Rochester, Minnesota
+1 480.301.8000 • Arizona
+1 904.953.0853 • Florida
+1 507.538.3270 • Minnesota
mayoclinic.org/cancercenter

Memorial Sloan Kettering Cancer Center
Nueva York, Nueva York
+1 800.525.2225 • mskcc.org

Moffitt Cancer Center
Tampa, Florida
+1 888.663.3488 • moffitt.org

O'Neal Comprehensive Cancer Center, UAB
Birmingham, Alabama
+1 800.822.0933 • uab.edu/onealcancercenter

Robert H. Lurie Comprehensive Cancer Center,
Northwestern University
Chicago, Illinois
+1 866.587.4322 • cancer.northwestern.edu

Roswell Park Comprehensive Cancer Center
Búfalo, Nueva York
+1 877.275.7724 • roswellpark.org

Siteman Cancer Center, Barnes-Jewish Hospital
and Washington University School of Medicine
San Luis, Misuri
+1 800.600.3606 • siteman.wustl.edu

St. Jude Children's Research Hospital/
The University of Tennessee Health Science Center
Memphis, Tennessee
+1 866.278.5833 • stjude.org
+1 901.448.5500 • uthsc.edu

Stanford Cancer Institute
Stanford, California
+1 877.668.7535 • cancer.stanford.edu

The Ohio State University Comprehensive Cancer Center -
James Cancer Hospital and Solove Research Institute
Columbus, Ohio
+1 800.293.5066 • cancer.osu.edu

The UChicago Medicine Comprehensive Cancer Center
Chicago, Illinois
+1 773.702.1000 • uchicagomedicine.org/cancer

The University of Texas MD Anderson Cancer Center
Houston, Texas
+1 844.269.5922 • mdanderson.org

UC Davis Comprehensive Cancer Center
Sacramento, California
+1 916.734.5959 • +1 800.770.9261
health.ucdavis.edu/cancer

UC San Diego Moores Cancer Center
La Jolla, California
+1 858.822.6100 • cancer.ucsd.edu

UCLA Jonsson Comprehensive Cancer Center
Los Ángeles, California
+1 310.825.5268 • uclahealth.org/cancer

UCSF Helen Diller Family
Comprehensive Cancer Center
San Francisco, California
+1 800.689.8273 • cancer.ucsf.edu

University of Colorado Cancer Center
Aurora, Colorado
+1 720.848.0300 • coloradocancercenter.org

University of Michigan Rogel Cancer Center
Ann Arbor, Michigan
+1 800.865.1125 • rogelcancercenter.org

University of Wisconsin Carbone Cancer Center
Madison, Wisconsin
+1 608.265.1700 • uwhealth.org/cancer

UT Southwestern Simmons
Comprehensive Cancer Center
Dallas, Texas
+1 214.648.3111 • utsouthwestern.edu/simmons

Vanderbilt-Ingram Cancer Center
Nashville, Tennessee
+1 877.936.8422 • vicc.org

Yale Cancer Center/Smilow Cancer Hospital
New Haven, Connecticut
+1 855.4.SMILOW • yalecancercenter.org

Comparta su opinión con nosotros.

Complete nuestra encuesta y contribuya para que NCCN Guidelines for Patients sea mejor para todos.

NCCN.org/patients/comments

Índice

Made in United States
North Haven, CT
05 November 2026

21765513R00022